SAMANTA AUDISIO

La **inclusión** desde el acompañamiento terapéutico

en lo escolar…
en lo social…
en lo laboral…

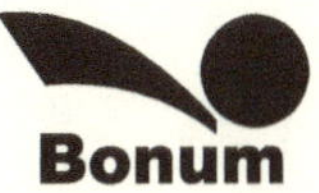

Bonum

Audisio, Samanta
   La inclusión desde el acompañamiento terapéutico
/ Samanta Audisio. - 1a ed . - Ciudad Autónoma de
Buenos Aires : Bonum, 2017.

   1. Inclusión Social. I. Título.

Director del área de Educación: Julio César Labaké

Corrección: Carla Ortiz Rocha
Diseño integral: Paula Álvarez

Agradecimientos

*A mi familia por acompañar y respetar
el desarrollo de este trabajo. A la licenciada
Belén Vitelleschi por alentar y apoyar
esta publicación.*

*Y un especial agradecimiento a la profesora
Susana Gamboa de Vitelleschi.*

Índice

Prólogo

¿POR QUÉ UN LIBRO SOBRE INCLUSIÓN?

Nos interesa compartir con quien comience la lectura de este libro cuáles han sido los motivos que nos impulsaron a esta nueva publicación. Y, cuál es nuestra propuesta de trabajo a favor de la inclusión de personas con discapacidad.

En el último año fuimos convocados como equipo de Acompañantes terapéuticos junto a la licenciada Belén Vitelleschi al Encuentro Nacional "Diversidad y Educación. El AT en el ámbito educativo", actividad que fue dedicada a difundir y articular los avances en materia de integración escolar a partir del rol del acompañante terapéutico (AT). Allí pudimos escuchar y debatir con un caluroso público, formado por docentes de diferentes lugares del país, quienes describieron cuáles eran sus realidades y necesidades al momento de trabajar en el aula con un niño que ingresaba con un AT.

Cada testimonio exponía matices diferentes aunque, a lo largo de la jornada, fue decantando un denominador común. Pudimos escuchar de una manera directa y cruda la profunda ambivalencia que existe entre la propuesta de inclusión impulsada por las leyes en materia de discapacidad, que enmarca cierto consenso social a favor de la inclusión, y las posibilidades concretas de acceder a los recursos necesarios para que la inclusión sea posible.

Esta tensión resonó con algo que es cotidiano en nuestra práctica en el equipo de acompañamiento terapéutico, trabajamos inmersos en un entramado político y social complejo que es habilitador de la práctica del AT al mismo tiempo que ensombrece el campo de intervención.

Nos encontramos a diario con familiares de personas con discapacidad que nos plantean las dificultades para lograr conseguir la cobertura de la prestación por parte de su obra social o servicio médico. Complicaciones para encontrar una vacante escolar para ese niño con discapacidad. Las resistencias que enfrentan al momento de planificar y proyectar actividades recreativas o al momento de intentar la inserción laboral.

De esta manera, la propuesta que ofrecemos en este libro es la de operar —en el sentido de intervenir desde el acompañamiento terapéutico— en la tensión que se genera entre procurar la inclusión de las personas con discapacidad en ámbitos comunes y las dificultades que surgen en ese intento. El AT se vuelve un recurso terapéutico óptimo para esa instancia de trabajo donde se desembarca en el terreno real, donde se dejan los límites concretos de una institución o un consultorio. Por sus características dinámicas y la posibilidad de intervención en espacios cotidianos, el AT se torna una herramienta de alto valor para conformar el equipo interdisciplinario de atención a la persona con discapacidad.

No obstante, consideramos que debemos seguir trabajando para el desarrollo de este recurso y otros. Como sociedad, como familiares de personas con discapacidad y también como profesionales de la salud y de la educación nos encontramos frente a este desafío que nos obliga a buscar alternativas para que las personas con discapacidad puedan ejercer sus derechos.

Regulación vigente

Según el artículo 23 de la Convención de los Derechos del Niño (1989), los niños, las niñas y los jóvenes con discapacidad deben disfrutar de una vida plena en condiciones que aseguren su dignidad, que les permitan bastarse a sí mismos y que faciliten su participación activa en la comunidad. Por su parte, el artículo 24 de la Convención Internacional sobre los Derechos de las Personas con Discapacidad (2007) establece que los Estados deben garantizar un sistema de educación inclusivo en todos los niveles y la enseñanza a lo largo de toda la vida a las personas con discapacidad, con el objetivo de asegurarles la posibilidad de desarrollar plenamente su potencial y propiciar su participación en igualdad de condiciones como miembros de la comunidad.

En este mismo sentido, la Constitución de la Nación Argentina (1994), en el inciso 23 del artículo 75 del capítulo 4°, sienta las bases para legislar y promover acciones que garanticen la igualdad de oportunidades de trato y de goce de los derechos ciudadanos y humanos a los niños, las mujeres, los ancianos y las personas con discapacidad. En el ámbito educativo, el artículo 42 de la Ley Nacional de Educación (N° 26.206/2006) sostiene que la educación especial se rige por el principio de inclusión educativa y debe asegurar el derecho a la educación de las personas con discapacidad y garantizar su integración en todos los niveles y modalidades del sistema educativo.

¿Por qué hablamos de AT en el aula, en lo social y en lo laboral?

En las charlas con algunos de los docentes y directivos de diferentes escuelas, pudimos escucharlos haciendo malabares e innovando en propuestas dentro del aula para intentar llegar a los alumnos y que estos logren los aprendizajes previstos. Desde adecuaciones individuales de tareas y propuestas, sentar al niño frente el escritorio de la docente, sentarlo con otro alumno que funcione como guía, proponerle rendir exámenes de manera oral cuando la dificultad estaba en la producción escrita, trabajar a contraturno dando refuerzos pedagógicos, repetidas sanciones de conducta y reuniones con padres y directivos. Sin embargo, reconocían encontrarse ocasionalmente con niños cuyas dificultades más que barreras se volvían murallas para enseñar. Esto provocaba gran frustración al docente, padecimiento y frustración en el niño con dificultades para aprender y muchas veces irrumpía el clima de trabajo grupal.

Sabemos que no todos los niños aprenden de la misma forma, cada uno tiene diferentes tiempos, el punto es que cuando en el aula contamos con un niño que no está pudiendo aprender con los esfuerzos y recursos que la institución cuenta es momento de pedir un refuerzo. El AT es un recurso de apoyo individual externo. Esto significa que no pertenece a la institución escolar, sino que será provisto por la familia o el Estado. El AT podrá llevar a cabo la estrategia individual necesaria que le permita al niño acceder a los aprendizajes propuestos.

En lo social y lo laboral sucede algo similar. El AT se ofrece como un recurso individual a la medida de las necesidades de un sujeto que requiere incluirse en el ámbito social o laboral de la mano de otro, como una guía que le garantice y asegure la posibilidad de estar con otros sujetos en espacios comunes y desarrollar las tareas previstas. Puede ser desde ir a un club a practicar un deporte hasta la posibilidad de viajar y gestionar cuestiones de la vida cotidiana o afianzar una rutina laboral.

Pensamos al AT como un agente formado para desempeñar un rol terapéutico, inserto en un equipo multidisciplinario para brindar el apoyo ajustado a las necesidades de la persona con una discapacidad. Actualmente, la formación del AT no está planamente regulada, no hay una matrícula que lo habilite al ejercicio del rol, es por ello que nos encontramos en una situación legal compleja que amerita del compromiso, de la ética y de la responsabilidad de los profesionales que trabajamos en el ámbito de la salud mental.

Introducción

¿PARA QUIÉNES?
PRESENTACIÓN DE LOS CONTENIDOS

Nos dirigimos al público que se sienta movilizado por el deseo e interés de trabajar a favor de la inclusión de personas con discapacidad. Esperamos que este libro sirva a los profesionales que se inician en el trabajo con personas con discapacidad, a los docentes que trabajan a diario en el aula con niños que llegan con sus AT y a las familias que hacen un gran trabajo junto con los profesionales para que sus hijos y hermanos logren el mayor nivel de inclusión posible.

Acerca de este libro

En los capítulos que siguen, nos proponemos recorrer y revisar, a la luz de nuestra experiencia profesional, algunos de los aspectos prácticos y teóricos con los que se trabaja hoy en materia de inclusión y discapacidad, y brindar herramientas concretas para el abordaje de intervenciones orientadas a la inclusión. En la primera parte del libro, presentaremos la experiencia escolar de un niño con discapacidad, dado que la escuela es uno de los espacios donde el acompañamiento terapéutico está cobrando cada vez más protagonismo a la hora de pensar los dispositivos de integración e inclusión. Revisaremos, entonces, la modalidad de trabajo que realiza un AT en ese espacio, y nos detendremos particularmente en las formas y estrategias que desarrolla, detallando cuáles son los actores involucrados y sus diversas funciones. Por último, analizaremos el rol de la educación especial en relación a la inclusión.

En la segunda parte, nos proponemos salir del espacio escolar y ampliar la mirada acerca de la inclusión para poder pensar y articular la vida social que, aunque parezca un contrasentido, suele quedar relegada en los dispositivos de integración escolar. En otras palabras, mostraremos la importancia de enlazar el trabajo de la integración escolar con un *afuera* inclusivo. En este sentido, entendemos que la labor del AT no se limita al niño con discapacidad ni concluye en la finalización del nivel inicial, sino que el campo de trabajo debe abrirse también al entramado social y vincular para que esa persona logre un lugar en su familia que luego pueda extenderse a la sociedad.

Finalmente, abordaremos algunos aspectos de la vida adulta de las personas con discapacidad. Nos proponemos recorrer la pregunta sobre cómo pensar la inclusión a una edad en la que las escuelas comunes o especiales ya no son una opción. Es decir, cuando lo laboral y prelaboral, como espacios de talleres o pasantías, no resultan como opciones para la totalidad de la población con discapacidad. Así, revisaremos qué otras alternativas aparecen. Creemos que es tarea de la familia y de los profesionales tratantes ocuparse de gestionar un proyecto al adulto que respete sus necesidades, apuntale y sostenga el mayor nivel de autonomía posible.

Capítulo 1.

UN CASO DE NUESTRA CLÍNICA: RAMIRO

Ramiro es uno de los niños con el que trabajamos, junto a su familia, desde hace varios años. Este caso nos permite mostrar un ejemplo en el que se ve claramente que, si bien la escuela y la familia actuaron con criterio, para lograr su incorporación plena a la escuela fue necesaria la intervención sistemática de un AT para brindarle apoyo en su inclusión escolar.

Cuando tuvimos la primera entrevista, Ramiro era un niño de seis años que iba a primer grado en una escuela privada de la ciudad de Buenos Aires. En la entrevista de presentación, a la que asistió con su mamá, ella nos cuenta que desde la vuelta a clases luego del receso invernal no había podido volver a regular su conducta y, a causa de los reiterados estallidos de ira que sufría, en la escuela primero le habían reducido la carga horaria y luego le había suspendido la asistencia hasta contar con un AT que lo acompañe

"

en la jornada escolar. Su mamá relató que, si bien los años de jardín de infantes fueron difíciles, Ramiro había logrado sortearlos con éxito gracias a las reuniones en la escuela con el gabinete y al tratamiento psicológico que realizaba entonces, el mismo que continuaba al momento de la entrevista y sostiene aún en la actualidad.

Ramiro era un niño muy agradable que se mostraba cariñoso y demandante con su mamá. Su discurso era sorprendentemente fluido y maduro, atrapaba al interlocutor al hablar de la máquina de calor que había inventado para empollar los huevos que había en la heladera de su casa, mientras mostraba algunos elementos de aquel artefacto que había llevado al consultorio. Cuando le preguntamos por la escuela, mostró algunos signos de ansiedad, se frotó las manos, se ruborizó y dijo: "No sé por qué me pasa lo que me pasa".

Después de esa primera entrevista, nos pusimos en contacto con la directora para acordar una reunión en la escuela donde pedimos también la participación de la docente de grado. En ese encuentro contaron que desde principios de año Ramiro estaba teniendo grandes "crisis" y que estallaba sin que fuera posible para ellos identificar el detonante de esas reacciones. En una ocasión, tuvieron que intervenir más de cuatro adultos para contenerlo y evitar que se lastimara o que lastimara a otros. Las autoridades de la escuela estaban muy preocupadas, nos mostraban las características edilicias donde los vidrios abundaban y las escaleras aparecían en cada esquina, lo cual se tornaba riesgoso para los momentos críticos con Ramiro y sus otros alumnos.

La docente también participó en la entrevista y mostró con orgullo los cuadernos de Ramiro. Destacó sus capacidades intelectuales con un tinte maternal, contó lo bien que trabajaba en las diferentes asignaturas y se angustió frente a la frustración que le provocaba no saber cómo ayudarlo. Ella, a su vez, fue docente del hermano mayor de Ramiro y destacó que ambos eran brillantes pero, agregó que: "Cuando Ramiro se enoja, ya no es él".

La directora nos contó que asiste desde la sala de tres años, que siempre fue un niño con un elevado nivel cognitivo e intereses particulares, diferentes a los de los otros niños, y que eso ha sido una dificultad para lograr que generara lazos con sus pares. Contó la docente: "Años atrás, cuando se enojaba, lo llevábamos a dibujar o lo distraíamos con un caramelo pero hoy ya nada de eso funciona".

Relatos como el de la primera entrevista de Ramiro se repiten una y otra vez en las consultas. Cuando lo disruptivo excluye, cuando aquello que diferencia o desentona contrasta con el grupo de pares e, incluso, pone en riesgo al niño o a sus compañeros es preciso contar con dispositivos externos para lograr la inclusión.

Ramiro padece un trastorno del control de los impulsos, por lo que ha podido gestionar su certificado de discapacidad. Como vimos, sus dificultades no son pedagógicas —de hecho, muchas veces sus resultados lo ubicaban por encima de la media de su grado—, pero debía lograr controlar su conducta y emociones para que pudiera formar parte de su grado, para "estar dentro".

Cabe aclarar que estar en la escuela con un AT no quiere decir "estar incluido". Significa estar con un apoyo, con algún resorte externo que permita al niño actuar de una forma menos disruptiva para el entorno. Será en ese arduo proceso que se juega en el mismo terreno que denunció lo distinto, donde se dirigirán todos los esfuerzos de un equipo de trabajo interdisciplinario y la familia que aspira a una mayor y mejor inclusión del niño.

Pero, ¿es esto posible? Recuerdo la frase de un docente que decía: "Para aprender a nadar hay que mojarse". Y de esto se trata, tanto en la escuela como en cada instancia de la vida de una persona. La intervención de un dispositivo de AT no busca borrar o diluir las diferencias, sino todo lo contrario: visibilizarlas y considerarlas para ofrecer a cada cual lo que necesita y, de esa forma, permitirle disfrutar de sus derechos.

Capítulo 2.

SOBRE LOS ORÍGENES Y DESARROLLO DEL ACOMPAÑAMIENTO TERAPÉUTICO

2.1. ¿Cómo surge la figura del acompañante terapéutico?

La figura del AT nace como emergente social y político frente a la necesidad de incluir a personas con trastornos mentales en espacios sociales comunes y abrir los límites de los tratamientos clásicos de internaciones crónicas.

La década del 60 ha sido uno de los períodos de renovación cultural más importantes del siglo XX. Los hábitos, las estéticas, los gustos, las tendencias creadas durante esa época han incidido hasta nuestros días y, probablemente, continúen influyendo en el cambio de siglo. Todo esto provocó que múltiples concepciones tomaran nuevas formas. El paradigma de un hombre nuevo que participa del desarrollo de estos cambios y ejerce sus libertades impulsó la creación de soluciones frente a las necesidades que se generan, y nuestro país no fue ajeno a este movimiento social que hizo que diferentes sectores participaran de esta corriente.

En este marco, ante la necesidad de una atención y tratamiento diferentes de pacientes psiquiátricos, la apertura del campo de la salud mental como tal apareció como una alternativa revolucionaria a los tratamientos clásicos y fue la base para el surgimiento en lo concreto de la práctica del AT.

La información brindada por los espacios terapéuticos individuales de los tratamientos psicológicos y psiquiátricos no resultaba suficiente para hacer una lectura global de las dificultades cotidianas del paciente. A la vez, era necesario contar con información del día a día de los espacios cotidianos de los pacientes, que acercaran su realidad al médico y se pudiera lograr una visión integral para que éste evaluara y evitara recaídas que requerirían nuevas institucionalizaciones. En este contexto, el AT se transforma en una pieza clave dentro de los tratamientos de salud mental.

2.2. ¿Cuál es la situación actual del acompañante terapéutico en la Argentina?

En nuestro país, la promulgación de una nueva Ley de Salud (N° 26.657), en diciembre de 2011, supuso un cambio sustancial en la concepción del paciente en salud mental y varias modificaciones importantes en cuanto a la creación de modalidades de atención alternativas a la internación. Puntualmente, la ley reconoce la autonomía de las personas con padecimiento mental y su capacidad para decidir (artículo 10), y plantea que debe partirse de la presunción de capacidad de todas las personas y que el tratamiento se tiene que orientar a reforzar, restituir o promover los lazos sociales. Asimismo, supuso un cambio de figura legal: de "persona con discapacidad y enfermedad mental" y objeto de asistencia, el paciente pasó a ser una "persona con padecimiento mental" y un sujeto de derechos (artículo 3). De este modo, su implementación dio un marco legal a quien, en la década del 60, el doctor Eduardo Kalina había caracterizado como "amigo calificado". Esto es hoy el AT.

En este sentido, el reconocimiento de la necesidad de incorporar dispositivos intermedios para acompañar al paciente a fin de que logre sostener los tratamientos ambulatorios abrió un espacio de desarrollo para nuestra práctica y, de este modo, el acompañamiento terapéutico se transformó en una herramienta tanto operativa como práctica para la rehabilitación del paciente psiquiátrico.

Capítulo 3.

EL ACOMPAÑANTE TERAPÉUTICO EN EL ÁMBITO ESCOLAR

3.1 *¿Cómo y dónde surge la idea del acompañante terapéutico en el ámbito escolar?*

En el campo de la educación, en diferentes países, la integración educativa de los alumnos con discapacidad fue fuertemente impulsada por la Declaración de Salamanca. En junio de 1994, se llevó a cabo en esa ciudad de España la reunión de la Unesco, cuyo tema central fue la educación de los niños con necesidades educativas especiales (NEE).

El argumento esencial que impulsó ese encuentro era que todos los alumnos tienen derecho a educarse en un contexto normalizado que asegure su futura integración y participación en la sociedad. Esta necesidad confronta las entrañas del sistema educativo e invita a revisar y reformular aspectos de la organización educativa de ese entonces. Las áreas de salud y educación comenzaron a compartir el mismo objetivo para dar lugar a la inclusión de niños y jóvenes con NEE al ámbito común.

En ese contexto, el AT se convierte en uno de los recursos para atender y dar respuesta a esta necesidad. ¿Cuál? La de lograr la inclusión en el aula.

La inclusión de niños con capacidades diferentes es una temática actual en las escuelas. A partir de las indicaciones de médicos psiquiatras y neurólogos, psicopedagogos y psicólogos, las demandas de ingreso, atención particular y seguimiento durante el ciclo escolar han aumentado en los jardines y colegios públicos y privados. Esto propició la incorporación de nuevos agentes que participen activamente en los procesos de educación institucional. Ellos son los guardianes de alojar las diferencias, quienes brindan una estrategia de anclaje artesanal y particular para propiciar la integración escolar de estos alumnos. El AT se incorporó en las aulas también como soporte para contener aquello que puede ser disruptivo al espacio áulico. El desarrollo de esta disciplina ha sido más práctico que teórico y la difusión de información sobre el rol del AT sigue siendo escasa.

3.2. Salud y educación. ¿Cómo pensar el trabajo conjunto?

Si bien hace años que las áreas de salud y educación trabajan en forma conjunta, es evidente que "juntos" no es sinónimo de "coordinados". Aun cuando ambas converjan en el mismo espacio —el aula— y tengan un objetivo —integrar al niño con discapacidad— a menudo se da más una superposición que un enlace o alianza entre ellas. Sin embargo, sin un auténtico trabajo interdisciplinario es imposible integrar y dinamizar esas propuestas (provenientes de diferentes campos del saber, las cuales tienen actores de especialidades tan distintas) y alcanzar el mayor nivel de inclusión posible.

A menudo, sucede que los profesionales tratantes del niño indican una cantidad de sugerencias de manera escrita para el trabajo del aula, la familia lo entrega al colegio como anexo a un extenso informe que resulta de una batería de evaluaciones que suele ser archivado en el legajo sin un trabajo que garantice la bajada al aula. Se genera una diferencia sustancial cuando los profesionales de la salud se acercan a la escuela y pueden conversar con los docentes sobre las dificultades que ese niño les presenta y desde ese intercambio se puede generar el listado de sugerencias para el trabajo del aula. El consultorio y el aula son espacios completamente diferentes. Ellos presentan otros estímulos y desafíos al niño, por ello los espacios de intercambio entre profesionales y docentes se tornan en contextos muy enriquecedores para la tarea de integrar a un niño.

3.3. ¿Cuáles son las tereas del acompañante terapéutico en el ámbito escolar?

Nosotros nos referimos a esta figura como AT, aunque las maneras de denominarlo varían dependiendo del lugar del país que nos encontremos. Podemos escuchar nombrarlo como "acompañante profesional no docente" (APND), en la provincia de Buenos Aires; "maestra integradora" (MI), en la ciudad de Buenas Aires, y "maestra de apoyo" para el nomenclador de prestaciones básicas del Ministerio de Salud, entre otras.

¿Qué hace un AT? Detallaremos las especificidades del rol del acompañante terapéutico enlazado al ámbito educativo como una manera, y no la única, de abordar lo heterogéneo de la población en un aula.

¿Cómo trabaja un AT? Profundizaremos en cómo el AT, a partir de acompañar a un niño en la jornada escolar y del reconocimiento de lo diverso, aborda las dificultades de niños y de jóvenes con una discapacidad con el fin que puedan aprender y participar en la escuela.

¿Quiénes participan en un dispositivo de AT en la escuela? Cuando se decide intervenir desde la inclusión del AT al aula, se supone logrado un diálogo entre dos áreas de la ciencia: la salud y la educación. Para ello, además del AT intervendrá el gabinete de la escuela, los docentes, los directivos, los profesionales externos y la familia. Cada uno, con diferentes tareas, aportará para lograr la integración del niño con discapacidad.

El AT interviene en diferentes niveles: subjetivos e intersubjetivos, emocionales, cognitivos y conductuales que él procura articular. Así, busca favorecer la relación del niño con el docente, en cuanto referente del grupo, y del docente con el niño, acercándole información específica del tratamiento terapéutico. Esa labor conjunta entre AT y docente permite abordar las particularidades del grupo, aclarando a los demás alumnos por qué ese compañero requiere un apoyo especial, mientras se cuida no herir susceptibilidades de las familias ni exponer al niño y se explicita las formas y pautas de trabajo dentro del aula.

Asimismo, el AT brinda recursos para que el niño logre relacionarse con sus pares. Realiza mediaciones, se ofrece como modelo para establecer un contacto con otro, guía verbalmente en la resolución de un conflicto. Con este fin, realiza una lectura *in situ* —tanto dentro del aula como en los recreos y en las asignaturas especiales— que le permite, por un lado, determinar cuáles son las situaciones que dificultan ese encuentro con los demás y, por otro, proponer una alternativa para lograr una mejor vinculación intersubjetiva. Al tratarse de un trabajo individualizado, el AT puede monitorear y anticipar con mayor precisión las respuestas emocionales y conductuales del niño para intervenir según lo requiera: contención emocional, regulación conductual, refocalización de atención, mediación de conflicto, etc. En otras palabras, promueve esas interrelaciones al actuar como nexo y como dispositivo de andamiaje, pero también debe procurar que el niño alcance cada vez una autonomía mayor en sus vínculos habilitando gradualmente ese espacio. En este sentido, se ocupa de fortalecer las habilidades sociales del niño mediante un entrenamiento en terreno de sus posibilidades de estar con otros.

Es habitual que el AT deba contribuir a reconstruir los lazos dañados por los episodios de crisis emocionales o situaciones disruptivas. Los otros niños, quizás por temor o por no conocer la forma de acercarse, comienzan a apartarse y nos encontramos que el niño con el que estamos trabajando elige pasar sus recreos en algún rincón comiendo su merienda de manera solitaria o eligiendo a algún adulto de la institución como compañía. Poder incluir en ese rincón a otro par puede ser el principio de un cambio. Al sondear cuáles son los gustos de los niños y proponer una actividad que motive el acercamiento, a partir de restablecer un encuentro, el trabajo será el de intentar acercar posiciones para luego, de manera gradual, habilitar un trato más autónomo y espontáneo.

El AT también interviene en los contenidos pedagógicos. Al estar en el aula, puede ver las conductas y las emociones que las diferentes tareas provocan y, cuando aparece alguna dificultad que el niño no puede resolver y encuentra que existe cierto patrón de repetición, evalúa con el docente y el resto del equipo cuál es el tipo de intervención más conveniente. Con la ayuda del psicopedagogo externo o con la del gabinete psicopedagógico de la escuela, se plantean las adecuaciones metodológicas o de contenido que mejoren las posibilidades de acceso al aprendizaje de ese niño. Esas adecuaciones, por su parte, conforman el proyecto pedagógico individual (PPI)[1] que debe haber sido previamente consensuado con el equipo tratante externo, generalmente, conformado por un médico neurólogo o psiquiatra, un psicopedagogo o un psicólogo. También prestarán consentimiento para ese proyecto los padres del niño y la escuela representada por un directivo. El AT articula las indicaciones de ese equipo con el docente y genera una retroalimentación de información que permite ajustar la estrategia de inclusión del niño que tenderá siempre a aumentar los niveles de autonomía desde el desvanecimiento de la figura de apoyo.

Las funciones del AT en la escuela que acabamos de describir implican también una labor que llamamos clínica. Por poseer una visión más amplia del niño y saber cómo se desenvuelve en otros espacios —como la casa, la familia y los ámbitos recreativos—, además del escolar, el AT es capaz de conectar, amplificar y articular sus conductas. Esta participación en lo cotidiano, en lo escolar y en lo vincular, enlazada con los objetivos del tratamiento, ayuda a ordenar el psiquismo del niño. Que esto se traduzca en una mejoría en el rendimiento académico es sin duda una consecuencia positiva, aunque no es el objetivo central del acompañamiento.

Dado que el estado de ánimo del niño también atenta contra su evolución, el acompañamiento posibilita conte-

....

1   El PPI es el proyecto pedagógico individual confeccionado para cada niño integrado en el que se consigna qué contenidos trabajará el alumno y la modalidad y objetivos con los que será evaluado.

ner emocionalmente a esa subjetividad en su desvalimiento, para que así cuando enfrente situaciones de angustia, miedos o desesperanza pueda emerger y desarrollarse.

En este sentido, el AT actúa como un detector temprano de síntomas de las posibles crisis que permite disminuir los riesgos que estas conllevan. Por supuesto que esto no significa que la presencia de un AT neutralice esas crisis emocionales o conductuales, pero al ser capaz de interpretar los indicadores que las desatan éste puede intervenir antes de que el paciente llegue al desborde. A su vez, estas intervenciones tempranas ayudan a que el niño quede menos expuesto ante sus pares por sus conductas disruptivas y, por ende, evita que se generen juicios u opiniones negativos sobre él que puedan afectarlo en el futuro. El trabajo está orientado a lograr dos de los principales objetivos del acompañamiento terapéutico que son que el niño comience a reconocer sus propios límites y que incorpore recursos para poder controlar esos estímulos o emociones que lo invaden y lo desestabilizan.

3.4. ¿Hay alguna diferencia entre integración e inclusión escolar?

En este gráfico se puede ver de manera sintética las diferentes situaciones que pueden darse entre los miembros de una clase: inclusión, integración, separación y exclusión.

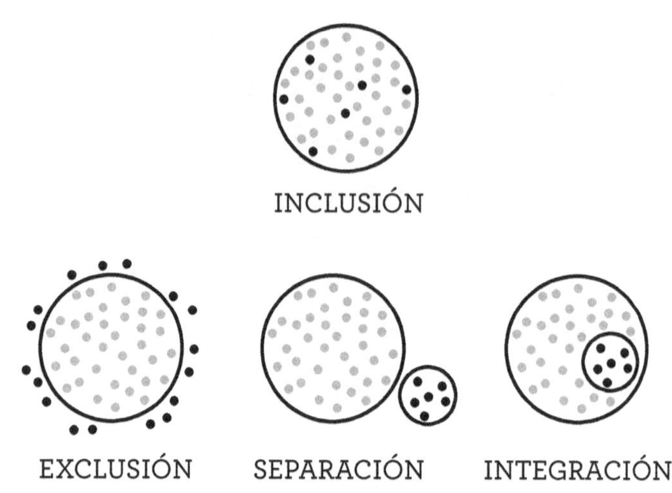

Puntos grises: elementos patrón.
Puntos negros: elementos diferentes.

Aunque "inclusión" e "integración" suelan usarse como sinónimos, y en efecto tienen etimologías similares, en materia de discapacidad ambos términos se diferencian con nitidez. Como muestra el gráfico, la integración supone que los elementos diferentes al patrón forman un subconjunto completamente separado del los elementos patrón, cuyos bordes no permiten un intercambio. La inclusión, por el contrario, muestra un único conjunto en el que todos los elementos conviven sin limitaciones entre los diversos elementos compartiendo el espacio. La exclusión supone un único patrón habilitado para pertenecer y todos los elementos diferentes quedan por fuera de manera individual. La separación muestra cómo lo distinto genera un nuevo subgrupo de elementos por fuera de los límites del patrón general.

En el área de discapacidad, la inclusión supone trabajar de un modo mucho más amplio y profundo, y no limitarse a atender las necesidades de "ese" niño con discapacidad. Es decir, consiste en intervenir también en el contexto, donde algunas ideas o concepciones están naturalizadas y refuerzan las barreras para el aprendizaje y la autonomía. En contraposición con lo que muchos padres y maestros creen, lograr la inclusión del niño con discapacidad no significa normalizarlo o anular sus diferencias sino evidenciarlas para descubrir, además de las dificultades, sus posibilidades. En este sentido, el acompañamiento intenta darle a cada persona las herramientas necesarias para que pueda ejercer sus derechos y sortear las barreras que impiden su desarrollo social y escolar.

Actualmente, el trabajo que se hace en la mayoría de las escuelas se parecen más a las características de la integración escolar que a la inclusión escolar. Si bien los objetivos están fijados en lograr un mejor nivel de inclusión, la mayoría de las estrategias utilizadas hoy para brindar ayuda o apoyo al niño con discapacidad tienden a apuntar exclusivamente a las dificultades del niño como "una ortopedia". Solo en menor medida, se logran intervenciones que puedan modificar el núcleo más duro, lo que está instituido y aceptado en el ámbito escolar, ya que para lograr modificar esto es fundamental que —además del docente y del AT— el personal directivo, la comunidad educativa, la sociedad y el Estado también se involucren en este cambio de perspectiva que va de la integración a la inclusión.

3.5. ¿Qué lugar tiene la educación especial en el contexto de la inclusión?

La educación especial tiene una larga historia de desarrollo en nuestro país. Su intenso trabajo ha realizado grandes aportes y ha contribuido a la formación, contención y tratamiento de las personas con discapacidad por varias generaciones. La oferta de la educación especial siguen siendo dispositivos de plena vigencia frente a las necesidades actuales.

Al principio del libro señalamos cuáles son los derechos de los niños y jóvenes con discapacidad y en este capítulo revisaremos la modalidad de integración escolar como una manera de ejercer el derecho a la educación. Si bien la integración escolar es un modo de brindar apoyo, no es el único que representa el espíritu de la inclusión. La evaluación para determinar el dispositivo que favorezca la inclusión de esa persona debe enfocarse en las necesidades y en las cualidades del niño o joven con discapacidad, y el resultado de ese análisis será la base para elegir cuál es la mejor opción para contribuir a su formación e inclusión escolar y social.

Suele suceder que si el diagnóstico de la discapacidad se realiza cuando el niño asiste a una escuela común, los equipos generalmente sugieren sumar una figura de apoyo que podrá ser un AT. Si luego de desarrollado el trabajo de un proyecto de integración, que se ha ido ajustando en el tiempo de trabajo y revaluando, nos encontramos que no resulta suficiente —porque el niño sigue padeciendo la frustración frente a los aprendizajes y las dificultades emocionales o conductuales que no pudieron acotarse de una manera que resulte más sano estar en la escuela— se deberán evaluar otras alternativas como puede ser la derivación a educación especial. Aunque los padres suelen vivirla como un fracaso o una pérdida, nuestra experiencia indica que, al ver los avances de su hijo, esa percepción negativa cambia y aceptan mucho mejor la propuesta de la educación especial.

Entre los dispositivos más utilizados para atender a niños y a jóvenes con discapacidad, se encuentran la integración escolar, las escuelas de recuperación, las escuelas especiales y los centros de estimulación temprana (CET).

La integración escolar está destinada a quienes requieren una adecuación de los contenidos o los accesos a contenidos de la currícula escolar. En este caso, un AT trabaja de manera personalizada con el niño como figura de apoyo para que pueda seguir la propuesta educativa convencional. Por eso, este tipo de intervención tiene como objetivos preservar la permanencia del niño en el ámbito común y promover su autonomía y socialización con el grupo de pares. Dependiendo de la región geográfica y de las regulaciones provinciales sobre el tema, esta modalidad puede adquirir distintas formas. Las dos más difundidas son: a) que un equipo de integración escolar plantee un PPI y, además de realizar un tratamiento especializado en consultorio o a domicilio, se designe un maestro integrador para que acompañe al niño en la escuela, y, b) que las escuelas especiales brinden apoyo a las escuelas comunes. Según las necesidades del caso, se designa un maestro integrador para que asista determinadas horas por semana a apoyar al niño o una supervisora de esa escuela audita la modalidad de integración planteada por un acompañante externo contratado por los padres del niño.

Por su parte, las escuelas de recuperación constituyen una propuesta de enseñanza pública o privada cuyo objetivo es lograr que los niños, que necesitan una atención más individualizada en toda su trayectoria educativa, accedan a una escolaridad integral. Asimismo, procuran que el niño ingrese o reingrese a la escuela común en los niveles primario y medio. En el primer caso, se ocupan de fomentar un medio acorde para el aprendizaje a los que no han logrado la madurez necesaria o las condiciones básicas para integrarse a la escuela común y, en el segundo, se encargan de reintegrar a la enseñanza común a quienes requieran una atención educativa especial por un período transitorio con posibilidades de reinsertarse en educación "común". Están dirigidas a niños de entre 6 y 14 años de edad y a jóvenes de entre 12 y 17 años que presenten dificultades en el proceso de aprendizaje, es decir, aquellos que si bien pueden acceder a los contenidos mínimos de la escuela convencional necesitan una adaptación personalizada de esos contenidos. Esto es una currícula flexible que pueda adecuarse a sus ritmos y estilos de aprendizaje.

En cuanto a las escuelas educativas especiales, estas trabajan con programas personalizados que no se ofrecen dentro del sistema educativo convencional. Sus objetivos son que el niño adquiera contenidos pedagógicos básicos y desarrolle habilidades instrumentales, sociales y comunitarias para lograr responder a las exigencias de la vida cotidiana.

Por último, los CET conforman una modalidad de intervención pedagógica organizada y articulada según las propuestas terapéuticas individuales de cada niño dadas por el equipo de profesionales externos. Sus objetivos son lograr una mayor inclusión social estimulando las habilidades sociales y la capacidad de compartir con otros; fomentar la autonomía en la realización de actividades cotidianas; procurar que el niño desarrolle habilidades cognitivas y sensorio-motoras mediante el trabajo pedagógico individual, y estimular el intercambio verbal y la expresión de pensamientos y emociones. Están destinados a niños que requieren un espacio de abordaje individual o grupal que les permita sostener y desarrollar vínculos con un grupo de pertenencia, como también a aquellos que han dejado la escolaridad común o especial en forma definitiva o transitoria, o que han finalizado el proceso de estimulación temprana.[2]

<hr>

2   La estimulación temprana es la atención que se da al niño en las primeras etapas de su vida con el objetivo de desarrollar y de potenciar al máximo sus posibilidades físicas, intelectuales y afectivas mediante programas sistemáticos y secuenciales que abarcan todas las áreas del desarrollo humano, sin forzar el curso lógico de la maduración.

3.6. ¿Cuáles son las estrategias de intervención que utiliza el acompañante terapéutico en las escuelas?

A continuación, compartiremos diferentes recursos usados por algunos profesionales en el trabajo de integración escolar. Se trata de ayudas elaboradas de manera personalizada para cada niño, que atienden a su situación y al contexto en que deberían ser implementadas. Al presentarlos, no buscamos plantear una propuesta única y generalizada de trabajo, sino mostrar diversos ejemplos que pueden resultar inspiradores para los lectores.

Teniendo en cuenta que el AT es el único miembro del equipo tratante que está presente en el aula, en el recreo y en las salidas didácticas, tiene una posición privilegiada para relevar las dificultades, las posibilidades y proponer opciones al equipo que permitan decidir los ajustes y los recursos necesarios para orientar el trabajo hacia una mayor inclusión. Algunos de los recursos que pueden implementarse son:

Para el trabajo cotidiano con el niño en la escuela

a. Carpeta de ayudas.

b. Calendario de anticipación.

c. Autobiografías.

d. Entrenamiento en emociones.

e. Cartelera de reconocimiento.

f. Caja didáctica y lúdica.

Recursos para el trabajo del AT

a. Registro diario de conducta.

b. Estrategias con el docente: pautas de comunicación y de trabajo como equipo.

c. Ubicaciones del alumno y del AT dentro del aula.

d. Observación de las interacciones en recreos.

e. Identificación del líder positivo.

f. Estrategias para abordar los contenidos y dificultades pedagógicas.

g. Intervenciones en momentos de desregulación emocional.

h. Aportes de la terapia ocupacional.

i. Manejo de la atención.

j. Comunicación: con los profesionales, la escuela y la familia.

Para el trabajo cotidiano con el niño en la escuela

a. Carpeta de ayudas

Dado que casi todos los niños que tienen un AT en la escuela asisten a terapias con psicólogos, fonoaudiólogos, terapistas ocupacionales o psicomotricistas, entre otros profesionales, la idea de la carpeta de ayudas es que estos especialistas incluyan allí los recursos que van trabajando para que así le sirvan al niño como herramientas con las que pueda contar en situaciones escolares y cotidianas.

Además, resulta útil para que los profesionales que forman parte del tratamiento estén al tanto de los aspectos trabajados por el resto del equipo y de la metodología que se utiliza en cada caso.

Se trata de organizar las estrategias terapéuticas al estilo de un "manual de trabajo" exclusivo del niño. El soporte que se use es indistinto y se adecuará a lo que se considere más conveniente. Las carpetas anilladas suelen ser una buena opción porque permiten agregar materiales nuevos o eliminar con facilidad los que ya no se usen. Para que este instrumento resulte útil, es importante que el niño se apropie de la carpeta y que esté motivado para hacerla. Se le puede proponer decorarla juntos, nombrarla, hacerle una bolsa viajera son diferentes maneras de trabajar a favor de la apropiación del recurso que buscamos. Así, surgieron nombres como "El súper cuaderno de Adri" para un amante de los superhéroes, quien mostraba con orgullo el cuaderno que tenía una bolsa que simulaba ser un disfraz de superhéroe, o el "Millomanual de Seba" para un fanático del equipo de fútbol River Plate.

Una posibilidad es dividir el contenido de la carpeta en ayudas pedagógicas y de regulación emocional. Por ejemplo, cuando debía resolver una situación problemática y decidir qué operación era la que debía hacer, su AT le proponía buscar en sus ayudas la tabla que le mostraba cuáles eran las palabras claves que debía buscar en el planteo para determinar cómo seguir operando y arribar a la solución. O cuando trabajamos con un niño con dificultades para identificar y comunicar emociones, frente a una situación que evaluamos que lo está haciendo sentir invadido, podemos proponerle que señale en su carpeta de ayudas —trabajada con su terapeuta externo— cuál es la imagen que coincide con su sensación y luego optar por las posibles resoluciones de esa emoción.

Ayuda pedagógica	Ayuda emocional
Resta signo - Palabras claves: dar, regalar, tirar.	Señalo cómo me siento.
Suma signo + Palabras claves : comprar, recibir, encontrar.	Fotos donde se muestren caras que identifiquen diferentes emociones o estados: contento, triste, cansado, enojado, aburrido, frustrado, furioso, etc.

b. Calendario de anticipación

Puesto que dentro de la escuela suelen darse actividades eventuales —como las salidas didácticas, las clases abiertas con los padres y los actos escolares— que modifican la rutina, tener un calendario de anticipación que muestre la estructura semanal es muy recomendable para estos niños, dado que les da seguridad y confianza sobre lo que va a venir. Este recurso les permite anticipar lo que sale de lo habitual y trabajar previamente a las variaciones.

En consecuencia, esto los ayuda a elaborar el cambio. El AT podrá evaluar, según la flexibilidad del niño, si hace falta utilizarlo o no, y, teniendo en cuenta la edad, se podrán utilizar imágenes o palabras.

c. Autobiografía

La redacción de autobiografías puede servir para compartir con el grupo lo singular de la vida de cada niño. Puede sugerirse el uso de fotografías, imágenes o textos como una forma de expresar la propia historia. Esta propuesta nos ha resultado más enriquecedora cuando el docente la plantea como tarea grupal y todos los niños intercambian sus textos: cada fin de semana se llevan el de un compañero distinto para compartir en sus casas, con sus familias, esas narraciones.

Títulos posibles como disparadores para la realización de esta actividad:

» Cómo está compuesta mi familia.

» Qué cosas me gusta/no me gusta hacer.

» Qué cosas me dan miedo.

» Cómo es mi fin de semana.

» Cómo fue mi último cumpleaños.

» Qué quiero ser cuando sea grande.

d. El entrenamiento en emociones

El reconocimiento de las emociones, cuantificación y selección de las reacciones implica hacer una discriminación de cada una de las emociones. Se puede trabajar con imágenes o palabras, y también puede proponerse como tarea grupal. Inicialmente, se trata solo de reconocerlas, pero luego se incrementa la complejidad y el detalle, proponiendo así un sistema de graduación para que el niño, además de identificar las emociones, las califique o valorice. Para esto se pueden utilizar escalas numéricas, o de colores donde se le asigne una valoración a cada color. Por último, se ofrecen respuestas conductuales alternativas que resulten adecuadas dentro del ámbito escolar. Estas serían tareas que permitan elaborar esa emoción sin ser disruptivas.

En primer lugar, el niño identificaría *qué* le pasa, es decir, el sentimiento que dispara su reacción. En segundo lugar, se le ayudaría a determinar *cuánto* le afecta eso que le ocurre. Y, por último, se construiría la idea de *qué puede hacer.* Para esto, habría que tener preparada una lista de acciones que le permitan elaborar esas emociones.

e. Cartelera de reconocimiento

Con el fin de reforzar los logros y esfuerzos del niño, se puede armar una cartelera en el aula u otro espacio visible de la escuela donde se consignen sus avances. Puede pautarse como una actividad grupal en la que cada alumno señale lo que más le cuesta hacer y, cuando lo logre o se acerque a ello, registre allí sus progresos.

f. Caja didáctica y lúdica

Esta caja contiene los materiales que el AT ha seleccionado previamente para trabajar con el niño, es decir, los recursos concretos que utiliza para facilitar su aprendizaje, por ejemplo, rompecabezas, tapas de gaseosas agrupadas en decenas para trabajar con números, tarjetas preimpresas que permitan identificar visualmente emociones, bandas numéricas, etc. Por eso es conveniente que esté en el aula o en algún lugar accesible dentro de la escuela. Si bien está pensada para el alumno que se busca integrar, muchas veces los docentes las usan también para apoyar la explicación grupal. De esta manera, el material se torna familiar para todos.

Recursos para el trabajo del AT

a. Registro de conducta

Se trata de revisar los momentos de mayores roces para determinar patrones de conducta y tomar decisiones. Este recurso está pensado como un soporte objetivo y cuantificable para evaluar alguna conducta o situación puntual que se quiera analizar. Hacer un registro diario de las conductas del niño durante un tiempo determinado y discutir su contenido con el equipo es una buena manera de no omitir ningún episodio y encontrar un patrón o constante que permita intervenir mejor sobre la conducta que se quiera modificar.

b. Estrategias con el docente

Se trata de establecer de manera explícita pautas de comunicación y trabajo como equipo junto a él. El trabajo con el docente es clave para orientar las intervenciones hacia la inclusión del niño. Una buena comunicación en la que se comparta información acerca de las necesidades de ese niño genera un espacio que permite transmitir la propuesta del equipo y la opinión del docente, quien, en cuanto referente para el grupo dentro del aula, es un aliado central en las intervenciones grupales. Por eso, es sumamente beneficioso tener códigos de comunicación preestablecidos y compartidos sobre, por ejemplo, cómo reforzar un logro o una indicación, o al momento de requerir salir del aula, para que no sea necesario exponer las situaciones frente a todos los alumnos. Se sugieren establecer espacios de intercambio preagendados y supervisados para afianzar esa pareja de trabajo.

c. Ubicación del alumno y del AT dentro del aula

A simple vista, podría parecer indistinto en qué lugar del aula se ubica el niño que se encuentra en un proyecto de integración, pero sin duda no lo es. Por eso, en primer lugar, se debe determinar dónde va a sentarse en función de los objetivos que se hayan trazado. Es decir, si lo que se quiere es favorecer que preste atención, conviene que se ubique en las primeras filas, mientras que si se busca que esté lo menos expuesto posible, deberá sentarse más atrás y cerca de la puerta por si se da una situación de crisis emocional o conductual que haga que tenga que retirarse del aula. En este sentido, analizar si el trabajo con un par lo favorece o lo intimida y sentarlo o no con un compañero son también cuestiones a evaluar con el docente. Una vez definido esto, se decide dónde se colocará el AT. En general, al principio del tratamiento se suele estar bastante cerca del niño y, a medida que se afianza el vínculo con él, se comienza a pensar la posibilidad de que se aleje un poco para que el alumno pueda pedir solo la ayuda que necesite.

Asimismo, si hay actividades en las que el niño tenga un buen desempeño académico y social, se puede intentar reducir la ayuda, sin dejar de monitorear la situación. Esto significa seguir visualmente al niño o comentarle que se estará en otro salón donde puede acercarse si llegase a necesitar ayuda. Este tipo de intervenciones, que a veces son nombradas como "desvanecimiento de la figura de apoyo" o "recorte de ayuda", son ajustes que se orientan a aumentar los niveles de autonomía para que esta pueda ser afianzada y desarrollada. Dejar un apoyo cuando ya no es necesario puede generar dependencia o inhibir el desarrollo de la autonomía del niño.

d. Observación de las interacciones en recreos

El recreo es un momento sumamente rico desde el aspecto social por ser el espacio donde lo espontáneo emerge con una estructura más flexible que la del aula. En él se puede evaluar el grado de inclusión grupal logrado por el niño dado que permite identificar situaciones negativas o de conflicto, como también las habilidades sociales que puedan ayudar a enriquecer y a afianzar su inclusión. En ese momento, el AT puede evaluar, brindarle herramientas y modelar su conducta para que, por ejemplo, inicie un juego, tenga una charla espontánea, pueda compartir la merienda, espere su turno en el juego, etc.

e. Identificación del líder positivo

Llamamos líder positivo a aquel par que se muestra colaborador con el grupo, que intenta conciliar miradas encontradas, que hace aportes al bienestar del grupo y tiene iniciativas propias a favor del buen clima del grupo. Se tratará de poner en evidencia, para el niño que se está integrando, aquellas características o rasgos de pares que contribuyan a su estabilidad emocional y conductual. Como contrapunto, se pueden reconocer las características de los pares que aumentan sus posibilidades de desregulación emocional. Se trata de afianzar esta habilidad para que luego también pueda usarla en otros grupos.

f. Estrategias para abordar los contenidos y dificultades pedagógicas

Aunque a veces se asume que lo pedagógico forma parte de la función del AT, la realidad es que no es una maestra integradora específicamente, y sobre todo se ocupa de lo emocional y lo conductual. Por eso, si el niño requiere que las actividades se adapten, deberá contar con el apoyo y la asistencia del docente y del psicopedagogo.

g. Intervenciones en momentos de desregulación emocional

La desregulación emocional se produce cuando, frente a un evento externo o interno, el niño sobrepasa un determinado umbral emocional que requiere asistencia para regularse. En esos momentos, se recomienda buscar un lugar privado donde contener ese desborde lejos de la mirada de los otros porque esas conductas suelen tener un impacto y un costo vincular con sus pares. A veces basta con proponerle al niño un ejercicio de relajación o una actividad que le permita descargar ese malestar, pero si con eso no se logra contenerlo, habrá que llamar a sus padres para que lo pasen a buscar.

Una vez que el episodio esté controlado, se evaluará con el equipo lo sucedido y la forma de continuar al día siguiente.

h. Aportes de la terapia ocupacional

Mencionamos a esta terapia y no a otras disciplinas porque en los últimos años ha aumentado, en los dispositivos de trabajo con AT, la inclusión de un terapista ocupacional (TO) en el equipo, ya que enriquece las estrategias de intervención en el contexto escolar y contribuye a implementar una propuesta particular que facilite la inclusión del niño. Para eso, el TO deberá visitar la escuela y estar al tanto de las situaciones que se presentan allí. Uno de los mayores aportes de la terapia ocupacional al trabajo del AT es la implementación de una dieta sensorial que consiste en un programa individualizado de actividades diarias que ayudan a la regulación emocional y conductual de la persona. Incluye varias combinaciones de actividades que el TO elige de acuerdo a las necesidades del niño y sistematiza en un esquema que podrá utilizarse durante la jornada escolar.

i. Manejo de la atención

Ofrecer recreos o actividades de activación son estrategias para favorecer la atención. El AT se ocupa de monitorear el nivel atencional del niño y de determinar si podrá realizar la actividad que el docente está proponiendo. Si su atención es baja o corta, las actividades tendrán que ajustarse a sus posibilidades y la organización de la jornada escolar deberá contar con recesos de algunos minutos que le permitan descansar y así poder estar preparado para enfrentar las tareas luego. En esos recreos se le puede proponer una actividad de distención o de activación, dependiendo de las necesidades del niño.

j. Comunicación con los profesionales, la escuela y la familia

El AT trabaja en la escuela pero por fuera del resto del equipo tratante. En este sentido, establecer una modalidad de comunicación fluida, mediante reuniones y supervisiones, resulta fundamental. En su vínculo con la escuela, deberá informarse acerca de las exigencias formales. Por ejemplo, si se hacen reuniones de equipo, el AT puede participar en ellas y así estar al tanto de cómo se trabaja allí la integración escolar; conocer los requisitos de vestimenta; estipular fechas para la confección y entrega del PPI; acordar la modalidad de evaluación y cómo se transmitirá la información a la familia del alumno, etc. En cuanto a la familia, un recurso para hacer más fluida la comunicación es utilizar un cuaderno o libreta de comunicaciones donde el AT pueda volcar la información que surja de la escuela y los profesionales tratantes o los padres puedan mencionar lo que deseen compartir con él. Por ejemplo, las fechas de las evaluaciones, los eventos familiares del fin de semana que puedan facilitar el abordaje del AT en la escuela, etc. Para evitar generar ansiedad o malentendidos, puede resultar útil pautar la manera y frecuencia con que se hará una devolución de la información.

Capítulo 4.

LOS DOCENTES. ¿CÓMO ENFOCAR EL TRABAJO ORIENTADO A LA INCLUSIÓN?

El niño que no se ajusta del todo a los parámetros esperados suele ser ubicado en el lugar de la diferencia como si el resto, los supuestamente "normales", fueran una masa homogénea. Sin embargo, sabemos, y los docentes más que nadie, que cada alumno tiene modos particulares de aprender o de estar en la escuela: algunos requieren más tiempo, otros de mayor estimulación y varios, además, necesitan contención emocional.

Sabemos que la labor del docente no se reduce a transmitir saberes, sino que incluye además promover hábitos saludables, incorporar rutinas y fortalecer los psiquismos a partir de la enseñanza. Dicho de otro modo, el rol del docente implica también un acto clínico. Paciencia, perseverancia, asistencia y comprensión forman parte de las cualidades esperables del docente que lleva a cabo la misión de enseñar. Y, como si esto fuera poco, esa labor se complejiza aún más cuando hay un alumno que no responde de la forma esperada a lo propuesto.

La escuela se ocupa de continuar la educación que inician los padres en el hogar, a veces incluso la suple, y de esta manera funciona de ortopedia ante su carencia. También es el ámbito específico en el que el niño despliega su personalidad y, por eso, se vuelve un importante espacio diagnóstico. A menudo, los docentes son los "ojos entrenados" que identifican los primeros signos de un trastorno y dan paso a que se inicie ese arduo recorrido que terminará en un diagnóstico más preciso. Sin embargo, identificar no implica necesariamente saber qué hacer con eso que se percibe ni cómo realizar la tarea de integración escolar. Sin duda, nuestro sistema educativo muestra una falencia en este punto pero, a la vez, este desconocimiento da pie a que se inicie un trabajo conjunto que se pueda hacer entre varios profesionales en lugar de sobrecargar al docente.

Desde el punto de vista de la psicología, los psiquismos tempranos tienen la característica de estar en desarrollo, en construcción. Varios autores de distintas escuelas plantean la existencia de fases, etapas o niveles de desarrollo que sirven de guía para ubicar en qué momento del proceso se encuentra un niño. Más allá de estas distintas concepciones, hay ciertos indicadores —que permiten determinar si la evolución es adecuada o presenta algún enlentecimiento o detenimiento— que son los que algunos programas educativos utilizan para plantear los objetivos integradores de los contenidos que se van a enseñar. Es allí donde muchas veces aparecen diferencias, las cuales plantean una "situación-problema".

4.1. ¿Qué evaluar y cómo intervenir con un niño que llega con un acompañante terapéutico al aula?

El niño que ha recibido un diagnóstico de discapacidad y cuenta con un equipo de profesionales que orienta su tratamiento debe lidiar con diversas situaciones que complejizan su llegada al aula: no suele ser sencillo para él estar allí con un acompañante. Cuando lo logra, suelen quedar marcas sociales generadas por el mismo recorrido que debió atravesar, por lo que se deberá trabajar en sentido contrario subsanando esas huellas.

Ese niño cuanta con un equipo de profesionales externos que está conformado en general por un psiquiatra o un neurólogo que dirigen el tratamiento. Asiste semanalmente al consultorio de un psicólogo y otro psicólogo trabaja en el espacio de orientación a sus padres. Según el caso, contará además con la asistencia de un TO, un psicopedagogo, un fonoaudiólogo, un psicomotricista, un profesor de educación física y un AT.

Los tres puntos más relevantes que el docente debe considerar a la hora de trabajar con un niño de estas características son cuántas ganas tiene el pequeño de estar aquí, qué clase de alumno considera que es y qué cosas lo motivan.

Respecto del primer punto, el docente debe procurar promover su sentido de pertenecía al grupo para que el deseo de estar allí surja del propio niño. En este sentido, el trabajo con el grupo será clave. Proponer actividades que favorezcan la integración grupal, el trabajo como equipo y otorguen una identidad al grupo son algunas de las maneras que contribuirán de manera indirecta al deseo de ese niño.

En cuanto a qué alumno considera que es, resulta importante determinar su propia visión sobre sí y trabajar para generar una mayor autoestima positiva en él. De esta forma, habrá que destacar sus fortalezas y propiciar situaciones en las que pueda mostrarlas. Por ejemplo, si se destaca en arte puede tener un papel protagónico en la muestra, o si su área son los deportes se puede articular un trabajo con el docente de esa actividad para que pueda ser reforzado tanto por él como por sus compañeros.

Por último, acerca de qué lo motiva, es común que los niños que requieren acompañamiento tengan algunas preferencias rígidas que suelen ser nombradas erróneamente como "obsesiones": "Si no le pongo un sticker de los minions no quiere trabajar", relata un docente. Sin embargo, creemos que en algunos momentos es válido usar el recurso que sirva para propiciar que realice las actividades y que se puede dejar para más adelante el objetivo de lograr una mayor flexibilización de su conducta.

Estas tres cuestiones son las que dan un soporte subjetivo al proyecto de integración escolar. Así, se alojan las particularidades de ese niño y se fortalecen los aspectos de su personalidad que le darán una mayor solidez para atravesar este proceso de aprendizaje. Por eso, perderlas de vista supone no considerar al sujeto y se provoca que los esfuerzos de los docentes y de los terapeutas sean completamente infructuosos.

4.2. ¿Qué se espera de los docentes en un proyecto de integración escolar?

Como ya dijimos, el docente suele tener una función central a la hora de detectar anomalías y solicitar la derivación del niño. En este sentido, es fundamental que informe de inmediato al equipo o al gabinete psicopedagógico de la escuela cuando la repetición de alguna actitud le resulte llamativa para que esos profesionales o los directivos de la institución asistan a la clase y puedan constatar aquello que ha percibido. Esto permite que se lleve un registro y se redacte un informe para que, al momento de comunicar a la familia la necesidad de una consulta, se cuente con datos concretos que orienten la derivación dado que, a menudo, los padres suelen cuestionar la apreciación del docente, en especial cuando no han notado aún ningún comportamiento fuera de lo común en sus hijos.

Cuando ya ha iniciado la intervención de AT en el aula, será beneficioso generar una buena alianza de trabajo, ya que es la mejor manera de llevar adelante el proyecto de integración. Este vínculo se apoya en dos pilares básicos: la comunicación y el respeto por el trabajo del otro.

En cuanto al primero, es fundamental crear espacios que permitan que la dupla AT-docente comparta tanto la planificación de las actividades y cuestiones relacionadas con la evaluación, como las actividades especiales (salidas didácticas, jornadas, clases abiertas, etc.). Asimismo, el docente debe estar al tanto de la evolución de los tratamientos externos y de las expectativas de trabajo de todo el equipo participante.

Respecto del segundo, acordar la modalidad de colaboración y trabajo en común, al explicitar las funciones y los objetivos, permite evitar roces o malentendidos. Sin duda, para el niño que se quiere integrar, el docente debe seguir ocupando el mismo lugar que tiene para todos los alumnos como referente del grupo a la hora de enseñar, como aquel que marca los límites en el aula y como quien los contiene. Dicho de otro modo, la función del AT no es desplazar al docente, sino intervenir para construir, o reconstruir, ese lazo alumno-docente que será el que más adelante, si el proceso avanza del modo esperado, permitirá quitar el apoyo externo y transferirlo al maestro.

4.3. ¿Qué incluir en el informe escolar para una derivación a consulta médica?

El docente tiene que aportar material objetivo y concreto que permita identificar las causas puntuales que motivan la derivación. Muchas veces los padres llegan a la consulta por recomendación de la escuela, pero el material que aportan no es más que el relato oral de la entrevista que tuvieron y las emociones que están en juego les impiden transmitir de manera objetiva lo charlado. Por eso, darles una copia del acta donde se consigne lo comunicado o del informe de derivación acorta los tiempos de recopilación de datos y disminuye las ansiedades de las familias que buscan respuestas.

En este sentido, la serie de preguntas que transcribimos a continuación puede servir para ayudar al docente a recopilar la información necesaria para iniciar una evaluación:

» ¿Cuándo comenzó a evidenciar dificultades?

» ¿Qué dificultades presenta? (Pedagógicas, sociales, etc.)

» ¿Esa dificultad aparece en todas las áreas? ¿Qué dicen los docentes de las materias especiales?

» ¿Se modifica en algún horario del día? Mejora/empeora.

» ¿Cuál es la actitud del niño frente a las propuestas?

» ¿Qué estrategias han probado como apoyo? ¿Alguna funcionó total o parcialmente?

» ¿Qué pasa en el aspecto social? ¿Cómo interactúa en los recreos? ¿Elige algún compañero en particular?

» ¿Cómo se relaciona con el docente? ¿Y con las autoridades?

Capítulo 5.

ABORDAR LA COMUNIDAD EDUCATIVA DESDE UN PROYECTO DE INCLUSIÓN

5.1. *¿Cómo trabajar estrategias inclusivas con los padres?*

Trabajar con los padres de todos los alumnos del curso es una tarea central para fomentar una participación activa en el proceso de integración. Si bien requiere un tiempo y un esfuerzo extra, los costos de no hacerlo son mucho mayores, dado que la falta de información y de contención retroalimenta de manera negativa el malestar. Presentaremos, entonces, algunos recursos que se pueden implementar para llevar a cabo esa tarea.

Una manera de abordarlo es organizar reuniones informativas de psicoeducación que ayuden a despejar los miedos y a resolver las dudas, ya que ese conocimiento facilita y orienta la inclusión social del niño en su entorno más inmediato. De la misma manera, aportar material de lectura puede ayudar a desmontar prejuicios y dar nuevos sentidos a la inclusión de personas con discapacidad. Presentar el rol del AT dentro del aula, por su parte, suele servir para calmar las ansiedades que produce el desconcierto ante lo diferente y a limitar las demandas discriminatorias. Lejos de prometerles anular las diferencias para tranquilizarlos, lo que se busca es que los padres asuman de manera gradual la existencia de lo particular, de la diferencia como otra variable de la propuesta escolar y no como algo a erradicar.

En ámbitos más informales, se pueden crear espacios de encuentro con modalidad de taller en los que a partir de una propuesta vivencial se proponga el ejercicio de vivenciar una situación de exclusión u otra sobre la dinámica del trabajo de equipo. De esa forma, se genera un clima que facilita transmitir en qué consiste el proyecto de integración. Dará lugar a que se abran preguntas, que afloren las fantasías sobre la temática y se logre crear conciencia en los participantes para que colaboren con el proyecto.

Por otro lado, la participación de la comunidad no se limita a la integración en la escuela, sino que debe contemplar los espacios externos y materializarse, por ejemplo, en forma de invitaciones a la casa de los compañeros y a fiestas de cumpleaños, debido a que esos encuentros también favorecen la integración social de estos niños.

5.2. *"Lo escuché en la puerta del colegio"*

La puerta de la escuela es el lugar donde los padres se encuentran de manera casual e intercambian información, apreciaciones y, por qué no, chismes sobre lo que allí sucede. Todo lo relativo a las integraciones escolares siempre es un tema central en ese "foro espontáneo" de opinión que es la salida del colegio.

Frases del tipo:

» "Desde que está este chico con *problemitas* están nivelando para abajo".

» "Este chiquito les pega a todos, voy a pedir que no se siente más con mi hijo".

» "Me parece que más que problemas se hace el vivo y la maestra le hace la prueba".

» "Mi hijo empezó a pegar desde que está este nene que le pega a todos. Como es discapacitado, nadie le dice nada".

» "Estamos todos de acuerdo con la integración. Pero, ¿sabes qué? Para mí se termina cuando le pegan a mi hijo".

Estos recortes son un síntoma de malestar y una manera indirecta de quejarse que no hay que desatender porque puede obstaculizar el proceso inclusivo que se quiere llevar adelante.

En nuestra cultura, está muy arraigada la idea de que lo que sale de lo común es malo y, al parecer, nos cuesta aceptar las diferencias sin prejuicios. Lo distinto suele tener casi siempre una connotación negativa, asusta o produce desconcierto y, cuando se mezcla con la ignorancia, genera incomprensión o, simplemente, se usa de excusa para no ver aquello que no se quiere o no se puede aceptar.

En el ámbito clínico, es frecuente encontrar diagnósticos usados como apelativos muchas veces denigrantes. Sin considerar que detrás de esas etiquetas hay un sujeto que padece. Cuando el paciente o sus familiares no conocen del tema, ni los profesionales se ocupan de brindar información dentro del marco de la psicoeducación, los diagnósticos se vuelven etiquetas que, lejos de aclarar, crean estigmas sociales y juicios basados en la ignorancia.

5.3. *Personal no docente*

Si bien su trabajo con el alumno es indirecto, las personas de la recepción o portería, el personal administrativo y el personal de mantenimiento tienen contacto con el alumno y las familias en lo cotidiano de la escuela. Brindarles información sobre los proyectos de integración contribuirá a que puedan desarrollar sus tareas con mayor sensibilidad a las necesidades del alumno y de su familia.

Capítulo 6.

¿QUÉ PASA EN LA DINÁMICA FAMILIAR FRENTE AL DIAGNÓSTICO DE DISCAPACIDAD?

El proceso que atraviesa la familia desde la noticia del padecimiento del niño hasta desembarcar con un AT en la escuela suele ser arduo y sinuoso. Asumir la discapacidad de un hijo pone en jaque el sistema familiar, los deseos, los proyectos y las expectativas de los padres. Suelen aparecer resistencias narcisistas profundas y les lleva algún tiempo poder ponerse a trabajar con los profesionales y la escuela para propiciar la inclusión del pequeño en el ámbito académico, el barrio, el club, etc.

El primer sentimiento que esta situación despierta es de gran dolor. Claramente, no es lo que ningún padre anhela para su hijo cuando piensa en su escolarización. Uno lo resumió así: "Esa no es la foto del primer día de escuela que me imaginaba cuando ella nació". En otras palabras, hay una especie de duelo frente a lo que se esperaba para él y a la realidad de que tenga que asistir acompañado a la escuela. A esto se suman los meses de incertidumbre, sospechas, opiniones diversas, inseguridades, culpas y enojos que preceden al diagnóstico. Una vez que el equipo indica acompañamiento escolar, también deberán enfrentar una serie de trabas burocráticas para obtener el certificado de discapacidad, que es el documento que habilita el acceso a los tratamientos para, entre otras cosas, la integración escolar.

Teniendo en cuenta esas instancias internas de la familia donde se pueda elaborar esa situación, es común que se pospongan las indicaciones y que se dilate el momento de realizar la consulta psicológica: muchas veces son los directivos de la escuela quienes terminan presionando a los padres para que pongan en marcha el proceso.

6.1. *Un espacio en la familia. Afrontar la diferencia*

La familia es el primer ámbito en el que una persona experimenta lazos y vínculos que le permitirán forjar un lugar propio. Las variables previas al nacimiento se denominan *trama simbólica preexistente*. Se trata del conjunto de condiciones relacionadas con el deseo de los padres de tener un hijo, el desarrollo de la gestación, y la selección del nombre, entre otras, que conforman la historia de ese niño. Así, los padres son quienes pueden determinar, en ese primer cordón social que es la familia, cuáles son sus necesidades y evitar exponerlo a situaciones que por las características de su hijo se tornen contraproducentes para la estabilidad emocional y conductual del niño.

En las entrevistas, muchas veces los padres señalan que nunca imaginaron que su hijo podría llegar a tener una discapacidad. En ese marco, a menudo los escuchamos lidiar con las resistencias de algunos familiares o intentar responsabilizar a una u otra rama de la familia por la discapacidad del niño. Se trata de un momento muy delicado en el cual se movilizan cuestiones propias de los padres, sus fantasías, angustias y temores, y en el que es importante lograr que estén contenidos para que puedan brindarle a su hijo el apoyo que requiere para avanzar en su tratamiento. En este sentido, la posibilidad de que los padres elaboren la condición del niño afectará en forma directa las posibilidades de implementar los tratamientos indicados.

Finalmente, cuando lo que decanta de estos procesos familiares es que la discapacidad es una condición más de ese niño que es su hijo, nieto o sobrino, la escena social comienza a reordenarse para poder acompañarlo.

6.2. ¿Cómo gestiona la familia la figura del acompañante terapéutico?

Es muy común que muchos padres no sepan que existe el rol del AT, sobre todo porque no está incluido en el plan médico obligatorio (PMO), que es la legislación que determina cuáles son las prestaciones médicas y de salud mental que las prepagas y obras sociales deben brindar por ley a sus asociados. Por eso, puede suceder que, en primera instancia, se les niegue esta asistencia. Sin embargo, la Ley de Personas con Discapacidad sí lo contempla, de modo que al presentar la documentación requerida —que está conformada por el certificado de discapacidad; la orden del médico de cabecera, que indica la carga horaria de acompañamiento terapéutico requerido; el informe o resumen de historia clínica, y el plan de trabajo y presupuesto del acompañante— podrán acceder a este servicio.

Capítulo 7.

EL ÁMBITO SOCIAL. ¿CÓMO ENLAZAR EL ABORDAJE INSTITUCIONAL CON EL SOCIAL?

7.1. *¿Qué es una sociedad inclusiva?*

Por definición, una sociedad inclusiva es aquella que reconoce que todas las personas son iguales simplemente por el hecho de ser humanos. La inclusión en la comunidad comienza en la primera infancia y se da durante toda la vida. Desde que nacemos, percibimos y sentimos la existencia del otro, es decir, somos seres sociales por naturaleza.

Por su parte, la vida social está reglada por normas y costumbres —como el respeto mutuo, la solidaridad, la amabilidad y la tolerancia— que rigen la interacción entre sujetos, configuran la dinámica social y permiten una convivencia armónica. De esta manera, contribuyen a que las personas vivan en forma plena y que se complementen. En cambio, una sociedad no inclusiva, en sentido estricto, será aquella que pretenda una comunidad homogénea y uniforme donde todo aquel que no logre adecuarse al modelo estándar quede sin un lugar para desarrollarse.

7.2. ¿Por qué es importante cuidar el lazo social?

Como acabamos de decir, la socialización forma parte de la naturaleza humana. Esta dependencia respecto del otro en los primeros momentos de vida se vuelve vital, ya que el ser humano, a diferencia de otras especies, necesita cuidados para sobrevivir en cuanto nace. Varias investigaciones demuestran que esa dependencia no se reduce a recibir alimento: al finalizar la segunda guerra mundial, los bebés que fueron atendidos por profesionales que se limitaron a darles de comer, se dejaron morir, mientras que los que, además de alimento recibían afecto —traducido en palabras, canciones de cuna y contacto físico— sobrevivieron y se desarrollaron.

En consecuencia, dado que las experiencias vinculares tempranas son las que permiten construir ese recorrido singular que hará cada persona en su vida, apuntalarlas debe ser un objetivo prioritario en general, pero sobre todo en el tratamiento de niños con discapacidad.

El aislamiento y el encierro de las personas con discapacidad han sido las formas de tratamiento y contención socialmente aceptadas que nunca mostraron ser beneficiosas. Por el contrario, la ruptura de lazos sociales que suelen provocar las internaciones prolongadas acarrea un costo social irreversible.

7.3. ¿Qué otros dispositivos promueven la inclusión social de las personas con discapacidad?

Entre los dispositivos que promueven la inclusión social de las personas con discapacidad se encuentran:

a. Los grupos educativos terapéuticos.

b. El taller laboral terapéutico.

c. El taller protegido o laboral productivo.

d. El taller prelaboral.

e. El taller de aprestamiento laboral.

f. Los centros de día.

a. Los grupos educativos terapéuticos están destinados a niños y a jóvenes que han dejado la escolarización común o especial en forma definitiva o transitoria. Este espacio les permite sostener y desarrollar vínculos y conformar un grupo de pertenencia y aprendizaje. Algunos de sus objetivos son que el paciente desarrolle habilidades de pensamiento a través del trabajo pedagógico individual y grupal, y promover sus capacidades sociales de comunicación, intercambio y expresión.

b. El taller laboral terapéutico constituye un espacio en el que se estimulan las funciones comunicativas y de trabajo de los jóvenes para que participen en forma adecuada, según sus posibilidades, de la vida familiar y social a través de actividades productivas significativas. Sus objetivos son mantener las destrezas y las habilidades logradas en la vida cotidiana, promover el desarrollo de hábitos de trabajo y nuevas conductas autónomas en el desempeño ocupacional, y promover una estimulación adecuada de las funciones cognitivas para que logren resolver los problemas que se les pueden presentar en sus vidas cotidianas.

c. El taller protegido o laboral productivo está orientado a jóvenes capaces de desempeñarse de manera autónoma en un espacio de trabajo que tenga en cuenta las necesidades diferentes de sus operarios. Cuenta con un período de capacitación y producción para que logren desplegar sus capacidades, y tiene como objetivos centrales proporcionarles una formación básica en un oficio que les permita incorporarse de la manera más activa posible a la vida adulta; brindarles un aprendizaje laboral y ofrecerles un contacto con el mundo del trabajo a través de las producciones desarrolladas; ofrecerles una formación general que favorezca la aplicación de los conocimientos adquiridos durante la escolarización; proporcionarles los conocimientos propios del ámbitos laboral, y enseñarles los contenidos técnicos y actitudinales característicos de una ocupación productiva.

d. El taller prelaboral apunta a que los jóvenes que han terminado la escolarización en una escuela de educación especial se preparen para realizar actividades laborales dentro y fuera de la institución. Sus objetivos son que el joven continúe realizando aprendizajes académicos que pueda transferir a situaciones de la vida cotidiana y del mundo de trabajo; desarrollar las habilidades, destrezas y hábitos específicos necesarios para el trabajo; descubrir y estimular sus intereses laborales y vocacionales, y promover el aprendizaje de nuevos conocimientos correspondientes a trabajos que sean capaces de realizar.

e. El taller de aprestamiento laboral está destinado a jóvenes que se encuentran finalizando el proceso de formación laboral y se preparan para insertarse en el mercado laboral. Se propone promover la realización autónoma de una actividad productiva a través de actividades en simuladores de trabajo y pasantías laborales hasta que el joven acceda a un puesto de trabajo; propiciar el desarrollo de nuevos aprendizajes, y descubrir y orientar sus intereses laborales y vocacionales.

f. Los centros de día ayudan al joven o adulto con discapacidades severas o profundas para que tenga un mejor desempeño en su vida cotidiana, mediante la implementación de actividades ocupacionales previamente seleccionadas y organizadas de acuerdo con sus capacidades, para que así alcance el máximo desarrollo posible de sus potencialidades y para que participe en programas de acción comunitaria. Entre sus objetivos se cuentan lograr la máxima independencia de la persona; que adquiera hábitos sociales

que le permitan una mayor inserción social; que se integre
adecuadamente a su medio familiar, pero evitando el aislamiento en el seno familiar o institucional, y el apoyo y
orientación a las familias.

Capítulo 8.

¿VIDA ADULTA O NIÑOS ETERNOS?

8.1. *¿Cómo pensar la vida adulta de una persona con discapacidad?*

Hay un fenómeno que llamó nuestra atención. Pudimos escuchar en algunas escuelas especiales que, luego de acompañar a un alumno durante su escolarización, necesitaban incorporar una nueva instancia en la propuesta institucional para cuando egresan. Así, muchas de estas escuelas abrieron un espacio institucional de contención para estudiantes mayores de 30 años de edad que vivían el egreso como una situación de angustia y de pérdida.

Pudimos trabajar con una escuela particular donde nos reuníamos a trabajar en torno a diversos interrogantes: ¿Cómo armar esa transición luego de la etapa escolar? ¿Cómo orientar a las familias en esa etapa? ¿Cómo pensar las viviendas? ¿Era posible la inserción en un mercado laboral? ¿Podía ser el AT un recurso para el abordaje de esta transición?

• *Desde la familia y la vivienda*

Las familias en las que algún integrante tiene una discapacidad, en especial cuando presentan dificultades cognitivas, suelen encapsular a ese familiar en una posición infantil. Se trata de un lugar arraigado en la dinámica de algunas familias donde la asistencia aparece como el modelo vincular rígido que dificulta las posibilidades de pensar el desarrollo, obtura los aprendizajes e inhibe la motivación.

Esta ayuda consta de la alimentación, la higiene, los traslados, las compras, la organización de una rutina, la gestión de los tratamientos, y genera una relación de dependencia que suele ser difícil de revertir.

Al trabajar con estas dinámicas familiares, puede suceder que aparezca la resistencia ante las sugerencias de hacer cualquier cambio. Por eso, el abordaje debe ser gradual y apoyarse en todo el equipo tratante. En este sentido, la detección temprana de actividades en las que el paciente pueda valerse por sí mismo y su ejercicio sostenido posibilita un mejor acceso a una vida adulta independiente.

Como ya hemos dicho en otros capítulos, cada persona tiene diferentes necesidades y, debido a eso, es fundamental hacer una evaluación profunda para determinar en qué aspectos es posible propiciar su autonomía y quiénes requieren asistencia permanente.

Cuando el equipo de profesionales sugiere que un AT forme parte del tratamiento, se hace previamente una evaluación amplia sobre los niveles de autonomía del paciente para determinar qué aspectos de la vida cotidiana de ese sujeto va a trabajar con ese profesional. Algunos de ellos son:

a. La higiene del hogar y personal (que incluye también la vestimenta).

b. El manejo del dinero, de presupuestos y la organización de gastos.

c. El desenvolvimiento en la vía pública.

d. La gestión de compras y la alimentación.

e. La delegación de los cuidados en curadores y tutores.

a. En el caso de la higiene diaria, se suele trabajar con una grilla para identificar y consignar el grado de autonomía o las necesidades del paciente, que incluyen, entre otras cosas, cepillarse los dientes, bañarse, peinarse, elegir las prendas que va a usar según el clima, ponerse el calzado, utilizar el baño e higienizarse después.

b. En cuanto al dinero, es importante saber si lo utiliza y cómo lo hace. Incluir como recurso el uso de planificadores de presupuestos y de una agenda de gastos para que controle sus deudas. Trabajar las posibilidades para hacer pagos, recibir vueltos, generar ahorros, etc.

c. Saber cómo se desenvuelve en la vía pública, solo o acompañado. Evaluar si es necesario que lleve una identificación que permita, frente a una eventualidad, contactar a un familiar o informar si tiene necesidades específicas de medicación. Evaluar el conocimiento y posibilidades del uso de transporte público.

d. La gestión de lo cotidiano incluye evaluar el nivel de autonomía que presenta en el manejo de aspectos hogareños, como las compras de sus alimentos, que arme un menú, que cuente con recetas que sea capaz de preparar.

e. Los padres de jóvenes y adultos con discapacidad suelen manifestar su preocupación acerca de quién será el responsable legal de su hijo cuando ellos ya no puedan ocuparse. Se trata de una temática compleja porque pone en escena la muerte y la responsabilidad que supone, para el resto de la familia, tener que ocuparse de un pariente con discapacidad. Sin embargo, abordar esta cuestión de la previsión de la figura del cuidador es una forma de cuidar aspectos de la vida adulta y, si bien el Estado se podría ocupar en esa instancia, es mejor que esta decisión sea consensuada en forma anticipada en el seno de la familia.

• *Desde lo laboral*

Los resultados obtenidos en nuestra experiencia indican que hacer un análisis particular para determinar las potenciales tareas que le gustaría hacer a la persona con discapacidad y luego buscar el lugar donde podría desarrollarlas aumenta las posibilidades de éxito en un programa laboral. En general, los puestos a los que acceden —comercios, oficinas o instituciones— surgen de su círculo más cercano, de familiares, vecinos o amigos.

En algunos proyectos de inserción laboral, el AT interviene en la instancia de formación o capacitación como apoyo individual dentro o fuera del lugar de trabajo y es además quien releva e informa al equipo los avances o dificultades que percibe en función de evaluar los ajustes que sean necesarios.

Una vez que ha comenzado a trabajar, el AT lo podrá ayudar a incorporar la rutina laboral y evaluará la necesidad de realizar adecuaciones o incorporar recursos que faciliten su desempeño. También, se ocupará de propiciar que genere vínculos funcionales con sus compañeros de trabajo, superiores o clientes.

8.2. ¿Qué implica generar un proyecto adulto?

Un proyecto adulto supone el armado o delineado de una propuesta para el paciente luego de que haya atravesado la institución escolar, laboral o terapéutica. Es importante que los profesionales y la familia determinen de manera anticipada cuáles son sus posibilidades y aptitudes para abordar un plan de vida que le permita contar con los recursos para desarrollar sus habilidades y recibir los cuidados que necesite.

A menudo, pretender que las personas con las que trabajamos cumplan con las expectativas sociales para la vida adulta de cualquier joven —estudiar, trabajar, independizarse económicamente y vivir solo— es subestimar su discapacidad. Ajustarse o no a esas exigencias o ideales dependerá de las características de la persona. Así, trabajar será una opción para algunos, pero no debería ser una exigencia para todos. Algunas personas con discapacidad pueden solventar sus gastos, organizar su rutina y desarrollarse en el ámbito laboral, mientras que, para otras, las exigencias de un trabajo pueden desencadenar situaciones de desregulación agudas.

Y lo mismo vale para la independencia: puede ser un logro o la instancia que anule todos los avances alcanzados durante los años de tratamiento. Por ello se deberán evaluar las posibilidades y dificultades particulares antes de tomar decisiones en relación con la vivienda.

Respetar sus limitaciones y ser consecuentes con las propuestas del proyecto de vida adulto es también una manera de respetar los derechos de las personas con discapacidad.

Bibliografía

Constitución de la Nación Argentina (1994).

Convención de los Derechos del Niño (1989).

Convención Internacional sobre los Derechos de las Personas con Discapacidad (2007).

Convención Interamericana para la Eliminación de Todas las Formas de Discriminación contra las Personas con Discapacidad (1999).

Leyes nacionales

Ley N° 22.431 de Protección Integral para los Discapacitados (1981).

Ley N° 24.901 de Sistema de Prestaciones Básicas en Habilitación y Rehabilitación Integral a Favor de las Personas con Discapacidad (1997).

Ley Nacional de Educación N° 26.206/2006.

Bibliografía general

Lus, María Angélica (2008). *De la integración escolar a la escuela integradora*, Buenos Aires, Paidós.

Valdez, Daniel (2011). *Ayudas para aprender*, Buenos Aires, Paidós.

— y Ruggieri, Víctor (2012). *Autismo: del diagnóstico al tratamiento*. Buenos Aires, Paidós.

Vitelleschi, Belén y Audisio, Samanta (2014). *El acompañante terapéutico en la clínica de lo cotidiano*, Buenos Aires, Bonum.

www.ingramcontent.com/pod-product-compliance
Lightning Source LLC
Chambersburg PA
CBHW051222250726
48655CB00006B/2556